AF500721

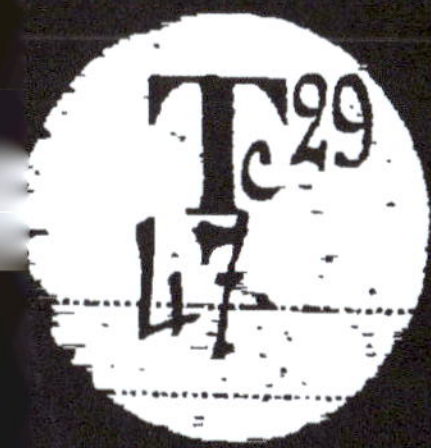
Tc29
47

AUX JEUNES FEMMES

UN MOT

SUR

LA MATERNITÉ

Par Mme X***

AUX JEUNES FEMMES

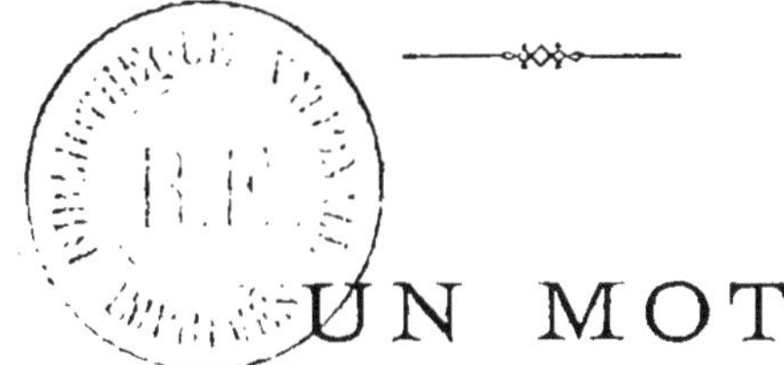

UN MOT

SUR

LA MATERNITÉ

Par Mme X***

AUX JEUNES FEMMES

UN MOT SUR LA MATERNITÉ

> « L'homme et la femme viennent de Dieu et tous deux ont été créés pour la gloire de Dieu et pour retourner à Lui. »
> (Saint Paul.)

La jeune fille élevée par une mère chrétienne est appelée à une autre existence. L'époux l'emmène... ils vont commencer une vie à deux... lui, trop souvent troublé par le souvenir de ses passions, ne pense pas sérieusement à ses nouveaux devoirs de chef de famille ; elle, pure, mais soumise, va subir pendant quelque temps, un éblouissement inconnu jusque-là. Tout lui semblera heureux, facile ; elle jugera de l'avenir par l'heure actuelle et aussi par le passé que la tendresse de sa mère a protégé. Il faut, cependant, qu'elle sorte de cet éblouissement, qu'elle comprenne qu'une nouvelle éducation doit commencer pour elle, et, en effet, si nous marquons l'éducation par degrés comme l'instruction, nous dirons qu'elle a franchi les premières classes et qu'elle arrive à la philosophie de l'éducation. La jeune femme saura donc que ses devoirs d'épouse sont entièrement liés à la maternité dont la seule pensée fait battre son cœur... On ne lui a parlé jusqu'ici qu'à mots couverts des crises physiques, des *responsabilités des époux*. Je n'ai pas à juger si c'est un tort, mais ce que j'affirme, c'est qu'il est déplorable que des jeunes femmes ignorent, même après la venue au monde de leur premier enfant, ce qu'elles ont risqué, et la conduite qu'elles auraient dû tenir dans bien des circonstances.

Pour venir en aide à ces jeunes femmes, je consignerai en quelques lignes, le résultat de mon expérience maternelle, de mes observations personnelles, des entretiens que j'ai eus avec des personnes, ou fort éclairées sur les desseins divins, ou instruites au point de vue scientifique. Ces quelques conseils donneront, je l'espère, le désir de consulter les livres qui traitent à fond les graves questions de morale et d'hygiène (1). C'est sous l'œil de Jésus que j'écris, le suppliant de bénir ma pensée de façon « à dire, suivant l'expression de saint François de Sales, tout ce que je veux dire et à faire entendre, sans le dire, tout ce que je ne veux pas dire. »

(1) Voir à la fin la liste des livres recommandés.

HYGIÈNE PHYSIQUE

L'hygiène physique de la jeune fille ne peut pas être celle de la jeune femme ; les exercices du corps, si utiles dans les premières années de la vie, peuvent être absolument nuisibles à d'autres heures. Le voyage que l'on entreprend immédiatement après le changement de vie, ne peut qu'en troubler les douces effluves. On part en général, pour l'Italie où les fièvres sont fréquentes, où le climat est si excitant, que la sève déborde, tandis qu'elle languit dans le Nord. Pourquoi, au lieu d'aller si loin, ne choisit-on pas une plage solitaire ou mieux encore, la vieille habitation de famille où le souvenir des ancêtres planera sur le ménage qui s'établit, où la cloche de l'église, si peu entendue dans les villes, rappellera l'heure des pieux devoirs ? Je ne conseillerai pas non plus les très longues courses à pied ou à cheval si la jeune femme n'en a pas l'habitude. Il ne faudra *jamais* sauter du marchepied d'une voiture ou d'un endroit élevé, mais en descendre avec précaution. Je lui demanderai de se lever et de se coucher de bonne heure, et pour cela de ne pas aller trop souvent au théâtre ou au bal..

Voyages

Précautions à prendre.

A compter du moment où les espérances de la maternité se révèlent, la jeune femme doit redoubler de soins et de surveillance. Elle observera ses malaises et se soignera comme s'il s'agissait de soigner une *inconnue*. En effet, elle s'ignore elle-même, car il arrive souvent que les plus robustes jeunes filles ont de grands symptômes de délicatesse après leur mariage. Aux débuts de la grossesse, telle jeune femme ne pourra pas supporter le mouvement prolongé de la voiture, telle autre celui du chemin de fer. L'estomac de celle-ci ne digèrera aucune crudité; pour celle-là, il faudra éviter les viandes lourdes qui amènent quelquefois des évanouissements, ou bien les plats glacés, les farineux, etc. Quelle que soit la complaisance de l'estomac, que l'on se souvienne qu'une cuisine raffinée est sa plus dangereuse ennemie, et que l'on évite, au moins pour un temps, les mets recherchés et nombreux, sous peine de pléthore, de congestions, etc. Il y a, je le répète, une étude à faire, et à faire consciencieusement sur les symptômes éprouvés, afin de les communiquer au médecin spécialiste ou à la sage-femme qu'il est prudent de faire appeler dès que la fonction féminine de chaque mois est en retard de 12 ou 15 jours. Ils seront ainsi éclairés sur l'ensemble de la santé pour donner les conseils nécessaires, surtout s'il survenait des taches ou des douleurs qui pourraient être prises pour un retour de la fonction, et qui seraient, au contraire, l'indice d'un danger pour l'existence que Dieu confie à la vigilance des mères et dont elles lui doivent un compte sévère.

Avant de faire le choix définitif d'un médecin ou d'une sage-femme, il faut prendre les renseignements les plus sérieux, non seulement sur la science et l'habileté, mais encore sur les principes religieux de celui auquel on confiera deux vies et deux âmes.

Choix d'un médecin.

Comme règle hygiénique, nous conseillerons :

1° De soutenir la taille pendant toute la grossesse, c'est-à-dire de ne jamais abandonner un corset *souple, court et sans busc devant;*

2° De porter une ceinture tout en élastique dès qu'il y a des symptômes de pesanteur en marchant;

3° De coucher sur un matelas et un oreiller en crin;

4° De ne pas adopter, ou *de mettre de côté,* les talons hauts. Cette mode fait perdre aux membres *leur équilibre :* elle fatigue certains organes et la *constitution de l'enfant* peut s'en ressentir;

5° De ne pas prolonger le temps consacré à la coiffure, de renoncer même à se coiffer seule dès que l'on sent des tiraillements fatigants dans la poitrine;

6° De ne pas prendre des bains plus longs que sept ou huit minutes. et cela pas plus souvent que tous les 15 jours, et jamais au moment mensuel. S'il y avait des douleurs, il faudrait éviter d'en prendre avant quatre mois et demi;

7° De ne pas se purger dès qu'il y a un retard;

8° De ne pas mettre de révulsifs comme des sinapismes aux jambes dans les cas de rhumes. etc., ni de cataplasmes sans ordonnance du médecin;

9° D'éviter de monter *des étages*. L'habitation, à Paris. est rendue malsaine, non seulement à cause de l'air épais et vicié que l'on y respire, mais à cause de la gymnastique que les femmes du monde se croient obligées de faire en montant quelquefois plus de 20 étages. Elles arrivent. chaudement vêtues ou couvertes de fourrures. au bas d'un escalier dont il leur faut monter quatre ou cinq étages, puis elles entrent haletantes, congestionnées dans un salon, trop chaud aussi. et où une conversation animée achève de les épuiser;

10° De prendre un remède composé d'un verre d'eau de guimauve *très légère* avec 5 ou six gouttes (pas plus) de laudanum de de Sydenham, s'il survenait des *contractions* douloureuses. dans le ventre, ou des douleurs aigües dans les reins. Si les douleurs aigües se prolongeaient plus de deux ou trois heures. appeler le médecin;

11° Il ne faut pas abuser de la nourriture aux viandes noires que le médecin a trop préconisées depuis quelques années. Le principal est de bien digérer, et pour cela, de manger très lentement. Dans ce siècle de vapeur, on n'observe plus les lois de la nature qui consistent à mâcher, comme le font les gens de la campagne, qui imitent un peu ce qu'ils voient faire à leurs élèves herbivores... Cette loi de la mastication, à laquelle se soustraient la plupart des gens du monde, est si importante, qu'en ne la suivant pas, on provoque toutes sortes de maladies notamment à l'estomac et au foie. Jadis on saignait plusieurs fois pendant la grossesse; maintenant, au contraire, les femmes de Paris surtout, doivent être anémiques, et, comme préservatif, elles mangent quatre fois par jour des viandes succulentes et boivent des vins alcoolisés. Il y a abus dans l'un et dans l'autre parti. L'Eglise, cette mère pleine de tendresse, lève la prescription de l'abstinence du vendredi pour les femmes enceintes. Elle agit ainsi, pour que nul ne l'accuse de rigueur, mais elle ne condamne pas celles qui estimeraient pouvoir prudemment faire maigre, une fois par semaine; ce qui, du reste, est parfaitement hygiénique de l'avis des médecins spécialistes.

Alimentation.

voire même de ceux que leurs principes sur la libre pensée, ne peuvent rendre suspects de partialité.

12° Après chaque repas, il est bon de marcher un peu au grand air si cela est possible ; en tous cas, il vaut mieux lire que de prendre un ouvrage à l'aiguille. Le métier à broder doit être banni pendant ces mois d'attente. On évitera de lire, complétement couchée, surtout à la lumière artificielle. Il n'y a rien qui fatigue les nerfs visuels comme cette position : les maux de tête arrivent, on croit à des névralgies, à des rhumatismes, et c'est la simple fatigue de la vue augmentée par l'état de grossesse qui cause ces malaises.

Pour la réclusion qu'entraîne le dénouement, il faut éviter d'avoir constamment le jour en face, et, si le lit est placé irrévocablement devant la fenêtre, il faut faire disposer un écran mobile afin que la lumière soit adoucie. Il sera bon aussi d'avoir un paravent à sa disposition si le lit est sans ruelle et s'il y a une porte à la tête du lit. Beaucoup de refroidissements et *de fièvres* après l'accouchement proviennent de ce que l'on néglige cette précaution et que les bras, le haut de la poitrine, reçoivent des petits coups d'air dont on n'apprécie l'importance que lorsque le mal est arrivé.

Aération de l'appartement

Nous ne saurions aussi trop conseiller de

renouveler souvent l'air des pièces que l'on habite. Il est d'une bonne hygiène de faire ouvrir, même dans l'hiver, la chambre à coucher, à l'heure du dîner, et d'y faire en même temps un feu clair ; à Paris surtout cette précaution est essentielle.

Il faut faire enlever tous les liquides et tous les linges souillés à mesure qu'ils se produisent, et il faut exclure toutes les fleurs odorantes. Je préfère qu'il n'y ait aucune plante la nuit, l'oxygène étant suffisamment raréfié par la respiration humaine et abstraction faite des nouvelles théories. Les fleurs doivent être rares dans la chambre à coucher, mais on peut y garder des plantes qui seront rigoureusement enlevées à l'heure du dîner avant le renouvellement de l'air.

Du chloroforme.

Un usage assez nouveau, — je dirai importé d'Angleterre, — soumet la mère au moment de sa délivrance, à l'empire du chloroforme de façon qu'elle est absolument entre les mains d'un médecin, de plusieurs médecins même, et qu'elle ignore les angoisses de cette heure sublime où sa vie semble lui échapper pour animer un autre être. Nous ne saurions trop blâmer ce parti pris de ne pas souffrir. La femme a été condamnée à enfanter dans la douleur, elle ne doit pas s'affranchir de cette loi : l'enfantement est son champ de bataille à elle !... Elle doit se montrer vaillante, énergique et pleine de foi. Puis, en dehors de tout sentiment chrétien, n'y a-t-il pas quelque chose de répugnant dans la pensée qu'une femme s'abandonne sans conscience d'elle-même et de sa dignité aux agissements des étrangers ?

Nourriture maternelle.

Il est bon que les mères nourrissent, ceci est une vérité devenue bien sensible par les maladies sans nombre, et, l'on pourrait dire sans nom, que des mercenaires apportent et communiquent aux enfants déjà faibles des villes, puis par la très grande mortalité des enfants robustes des campagnes abandonnés par leurs mères et nourris par des moyens artificiels (1).

Nous croyons qu'une femme du monde, quelque délicate qu'elle soit, lorsqu'elle n'a pas de maladie constitutionnelle, est très capable de nourrir son enfant en se faisant aider par le biberon. D'ailleurs, la mère qui nourrit est dans un *état normal*, et la suppression de son lait, immédiatement après l'accouchement, est un fait *anormal* qui peut avoir dans l'avenir les plus fâcheux résultats. Il vaut mieux commencer la nourriture jusqu'au troisième mois, comme on le

(1) Cette mortalité avait augmenté dans de telles proportions que les médecins les plus opposés il y a dix ans à l'allaitement par les femmes du monde, sont revenus à des idées contraires. La société protectrice de l'enfance, présidée par M. le docteur Marjolin, a été organisée pour surveiller dans les provinces les enfants dont les mères sont devenues nourrices dans les grandes villes.

fait souvent en Angleterre et en Belgique, et continuer avec le biberon, que de supprimer le lait au moment de sa montée. Puis l'enfant n'a qu'a gagner au lait nouveau et souffre souvent d'un lait ancien. Dans le cas où un mari s'opposerait, sans des motifs sérieux, à ce que sa femme nourrît, elle devrait insister fortement auprès de lui pour qu'il la laissât remplir ce devoir maternel.

Trois mois avant l'époque de la délivrance, il faut prendre, pour préparer l'allaitement, certaines précautions locales qu'indiquera le médecin ; puis, quatre heures après la venue au monde de l'enfant, il faudra commencer ce travail si doux qui complète la maternité et ouvre des trésors de tendresse qui sont un lien pour toute la vie.

Autant que possible, l'enfant sera la nuit dans la chambre de sa mère ; mais, si de vrais empêchements le relèguent auprès d'une bonne ou d'une gouvernante, on devra choisir celle-ci avec soin, car il faut une grande expérience et un dévouement rare pour surveiller, soigner et porter la nuit un enfant à sa mère.

Allaitement par une nourrice étrangère.

Si l'on est obligé d'appeler une nourrice, qu'on la choisisse entre cent ! Que l'on prenne dans son pays des renseignements sur sa famille et sur ses mœurs, et, cela fait, qu'on l'observe comme une inconnue. Si elle a déjà nourri à Paris un enfant non surveillé, elle aura pris facilement des habitudes de négligence. On devra, de toutes façons, mettre une femme de confiance coucher chez elle pendant les premières nuits. puis il faudra exiger qu'elle se lève pour allaiter l'enfant (1) ou, au moins, qu'elle ne reste pas couchée mais assise au bord de son lit ; qu'elle se lave et prenne des bains, qu'elle n'ait que la quantité de vin ordonnée par le médecin et une nourriture modérée. Toutes ces précautions sont très utiles pour des femmes de la campagne. Le contraire. joint à la privation d'air, peut altérer sensiblement la santé de la nourrice en lui donnant de l'inflammation qui se communique à l'enfant.

On ne se doute généralement pas de l'influence que peut avoir, de l'avis de médecins très sérieux, le tempérament de la nourrice sur son nourrisson. Si elle est violente, son lait, c'est-à-dire son sang qui deviendra celui de l'enfant, sera échauffé et agira à la longue sur le physique et sur le moral de l'enfant. Si elle a des mœurs libres, des habitudes amollies, l'enfant peut être gâté dès le berceau...

Précautions hygiéniques pour l'enfant.

Autant que possible, il faut poser l'enfant sur son lit dès qu'il est endormi et, au bout

(1) Nous n'avons pas besoin de rappeler ici les terribles accidents que l'on doit craindre si la nourrice s'endort en allaitant.

d'un mois (au plus) l'y mettre avant qu'il s'en dorme. Il ne faut pas le bercer, et, à partir de six mois, ne jamais le laisser jouer sans être couvert. Les bains, la toilette doivent être surveillés avec le plus grand soin.

Il est bon de baigner tous les jours un enfant; c'est le moyen de le laver vite et bien. Si l'on peut disposer de deux personnes pour ce soin quotidien, celle qui tient l'enfant l'asseoira sur la paume d'une de ses mains et disposera son bras de façon que la colonne vertébrale et la tête soient appuyées sur ce bras. De l'autre main, elle gardera l'enfant de mouvements dangereux, et si elle est seule, elle pourra éponger la figure et laver avec soin tous les plis qui rougissent vite lorsque l'enfant est gras et mal soigné.

Le dessèchement du nombril doit être surveillé de très près par la sage-femme.

Il faut couvrir la tête d'un simple bonnet en dessous duquel on ajoute sur cette peau molle qui recouvre la fontaine, une flanelle légère qui préserve l'enfant des rhumes. De temps en temps on mettra un peu d'huile d'amandes douces sur les parties sèches de la tête vulgairement appelées *chapeau*, et on les enlèvera en brossant légèrement.

Lorsque l'enfant est fortement constitué, il ne doit jamais être très couvert dans son lit : l'extrême chaleur, les couvertures montées sur la tête endorment le baby et débarrassent ainsi la garde d'une surveillance qui doit être continuelle surtout dans les premiers temps, alors que l'on peut craindre des convulsions.

Il ne faut pas non plus le mettre souvent sur le dos, car il *avale et respire* beaucoup mieux sur le côté. Ses yeux ne seront point ainsi fatigués par le jour qu'il faut éviter de lui faire recevoir en face. Pour les vêtements, la raison guidera la jeune mère, et prévaudra sur les égarements de la coquetterie dont les effets sont si souvent funestes à l'enfance. Nous dirons seulement que le maillot a été abandonné avec raison et remplacé par des ceintures bandes, les pointes-pantalons en flanelle et les longues robes qui laissent la liberté aux membres et isolent les malpropretés.

HYGIÈNE MORALE

« Le mariage est un sacrement ».

Cette vérité chrétienne devrait servir de base aux pensées de ceux qui veulent s'unir et aussi aux pensées de ceux qui préparent le mariage en cherchant à réunir les affinités morales et les convenances du monde.

Il faut donc s'y disposer longuement de part et d'autre, et faire une sorte de noviciat à cet état si sérieux qui absorbe deux vies pour en procréer d'autres. Puis, quand l'union est accomplie en présence de Dieu, avec la bénédiction de l'Eglise, lorsqu'elle a été entourée des prières des parents et des amis pieux, les époux doivent entrer dans leur nouvelle vie avec une douce confiance, mais aussi avec la volonté bien arrêtée, bien définie de se soumettre aux préceptes chrétiens. Ah ! si les mariages se faisaient avec des pensées, des aspirations vraiment chrétiennes, quelle belle France nous aurions, digne de son passé, digne de l'adoption de notre mère, la sainte Eglise !

Pensée créatrice.

« Faisons l'homme à notre image et à notre ressemblance. »

« Ces admirables paroles, dit Bossuet, nous révèlent que Dieu, en créant l'homme, ne s'est pas proposé d'autre modèle que Lui-même, et qu'Il a voulu faire reluire magnifiquement dans la créature humaine les traits de sa perfection et de sa gloire ».

Mgr Dupanloup ajoute « toutes les fois qu'on ne se dévoue pas religieusement à cultiver, à élever dans l'enfant la nature et la dignité humaines, toutes les fois que l'on néglige de former en lui l'homme tel que Dieu l'a conçu, l'homme tel que Dieu l'a créé, l'homme tel que Dieu veut qu'on le *forme* et qu'on l'*achève*, toutes les fois que l'on ne fait pas ces choses, on trahit, on viole le respect qui est dû à cet enfant et à sa grandeur originelle. Certes, quand le Créateur Lui-même voulut faire l'homme, il travailla à ce grand ouvrage sans négligence et sans dédain; ce ne fut pas un jeu pour Lui. Mais il se recueillit en Lui-même, prononça une parole de conseil et, si je le puis dire, de respect, puis Il agit avec la gravité digne d'une œuvre si solennelle (1). »

Œuvre des époux, image de celle de Dieu.

Que les époux méditent ces belles paroles tout imprégnées de la substance du *devoir conjugal*. Mgr Dupanloup applique ces paroles à l'éducation, sans dire à quel moment elle *commence;* j'aurai plus de hardiesse que lui. Je dirai que les parents chrétiens doivent se recueillir en pensant à la *formation morale* et à la *formation physique* de leurs descendants, et que la jeune femme doit être pénétrée de ces deux pensées : 1° que *manquer à l'appel de la maternité*, c'est manquer absolument *à l'appel de Dieu*, par conséquent commettre un péché grave; 2° qu'elle a charge d'âme et presque un sacerdoce à exercer dès qu'elle a conçu. C'est en effet à ce moment que les théologiens et les savants font remonter l'union de l'âme avec le corps...

Quelle source de méditations, quel don mystérieux et magnifique que celui du souffle divin communiqué à l'enfant et confié à la pu–

(1) *De l'Education*, par Mgr d'Orléans.

reté de la mère, pendant que le père continue sa vie indépendante ! Mais tout honneur implique des responsabilités, et la jeune femme chrétienne ne voudra pas s'y soustraire ; elle cherchera à se pénétrer de ses nouveaux devoirs et à s'éclairer sur l'influence que sa vie intérieure acquiert sur son enfant. Si elle maintient son âme dans le calme, si elle la nourrit de *pensées élevées* et fortes, elle formera à son enfant un *caractère*

Lectures.

Le choix des lectures et des occupations pendant la grossesse doit découler de ces principes. L'imagination féminine est à la fois si vive et si pénétrante, si naïve et si curieuse, que nous ne saurions trop recommander aux jeunes femmes de choisir leurs lectures dans des auteurs qui ne leur inspireront que des pensées et des sentiments élevés ; de jeter au loin ces romans frivoles qui peuvent ne pas troubler l'âme, mais qui occupent trop l'esprit. « Ces précautions, ces pudeurs, cette religion du beau, ce goût des arts ne peuvent que contribuer à une parturition heureuse, et le fruit humain, ainsi entouré de soins dévoués et en quelque sorte sacrés dès la première fleur de vie, croîtra, s'épanouira et mûrira mieux qu'un autre ? « Saint Augustin ne dit-il pas qu'il avait goûté le sel de Dieu dès le sein de sa mère ? (1) »

(1) *Les mères illustres*, par M. de Lescure.

Influence maternelle directe.

La répercussion presque immédiate des sensations de la mère est une vérité bien connue. Il suffira d'une émotion légère pour qu'elle sente deux êtres vibrer en elle... Nous lui conseillerons donc d'éviter les représentations dramatiques et même les comédies passionnées. Si elle doit suivre son mari à l'Opéra, ce ne sera que rarement et elle prendra toutes les précautions possibles comme antidote à ce mal moral qui lui est infligé. On dira que tout est pur pour les purs : que les merveilles chorégraphiques, que les élans passionnés des chanteurs peuvent trouver les spectateurs indifférents ou au moins ne laisser aucun souvenir répréhensible. Si le dernier cas est exact, pourquoi les femmes recherchent-elles si souvent ce plaisir ? On me permettra de nier le premier cas et d'être en cela de l'avis de J.-J. Rousseau qui dit : « Quand le spectacle n'inspirerait pas de passions criminelles, il dispose l'âme à des sentiments pernicieux. Là, tout tire à conséquence : le plaisir même du spectateur se basant sur des situations équivoques, il s'ensuit que, plus la comédie est bien jouée, plus son effet est funeste aux mœurs. » Si l'on va souvent au théâtre, ce qui sera devenu une habitude pour la mère, deviendra une nature pour l'enfant. Et, comment expliquerait-on autrement certains défauts choquants de l'enfance ou de la jeunesse ? Remontez à l'origine, étudiez les caractères des parents, leurs instincts, leurs habitudes, vous les trouverez développés, exagérés chez leurs descendants. Quelle sera donc la morale pratique? S'observer beaucoup, à toute heure, se pénétrer de ces mots de Fénelon qui semblent dits pour expliquer la transmission de la pensée et des actes de la mère sur son enfant. « Dans une simple action, il se trouve quelquefois une multiplication et un enchaînement de fautes qui s'étendent à plusieurs siècles. »

Opinion des médecins sur l'hérédité morale.

Parlons maintenant des *preuves* de cette influence et de l'*influence paternelle*. « Le père peut transmettre les modes particulièrs de son activité sentimentale, ses inclinations, ses activités, ses sentiments... L'influence du père sur tous les éléments et les facultés mentales est très prononcée : élévation d'esprit, vigueur d'intelligence, éloquence, poésie, musique, sculpture, peinture : tous les genres d'aptitudes, tous les types de talent peuvent, en quelque manière, rayonner de son âme dans celle de son enfant (1). »

Voilà ce que dit un savant physiologiste; d'où nous devons conclure que l'enfant a des dispositions à prendre les défauts paternels.

La mère est ainsi appelée à corriger, par

(1) Docteur Lucas. *Traité philosophique et physiologique de l'hérédité naturelle.*

des qualités contraires, ce qui peut, en dehors d'elle, avoir agi sur l'âme qui lui est directement confiée.

« La représentation du type maternel dans tous les caractères et les attributs de l'être, n'est pas moins bien prouvée ; l'existence morale n'a point d'activité qui n'en reçoive l'empreinte. Elle est vraie, profonde, générale dans toute cette forme de la vie. Les modes propres de *sentir*, les *inclinations*, le *caractère* de la mère ne sont pas moins puissants à se transmettre d'elle aux êtres qu'elle engendre. Il n'y a point de goûts, de penchants ni d'humeurs qui ne puissent descendre de cette source aux enfants (1). »

« La mère doit donc être tout entière à l'œuvre de la nutrition physique et morale de son enfant, n'entretenant son esprit que de nobles et pures pensées, ne nourrissant son imagination que d'images riantes, fermant les yeux à tout spectacle indigne de sa vue. Nous ajouterons qu'elle détournera doucement son attention, sa pensée et son regard des infirmités physiques que son œil peut rencontrer. Il ne faut pas les avoir *en horreur*, puisque Dieu les permet ; il faut simplement, suavement, à la façon de saint François de Sales, prier

(1) Docteur Lucas. *Traité philosophique et physiologique de l'hérédité naturelle.*

Dieu qu'il ne frappe pas de la même façon un être aimé; mais avant tout, je le répète, il ne doit pas y avoir de choc et de lutte dans la pensée, de crainte pour l'avenir (1). » Ces sentiments de crainte et de faiblesse pourraient donner alors de la pusillanimité au caractère de l'enfant.

« Aux principes d'hérédité dont nous avons parlé, nous ajouterons les observations faites par les princes de la science sur la transmission fréquente des qualités, aptitudes, défauts du père à ses filles, tandis que la mère transmet surtout aux fils ses qualités, défauts ou aptitudes, comme si Dieu devait relever une seconde fois la femme en reproduisant dans l'être le plus fort ce que sa volonté maternelle a pu perfectionner ou transformer. L'histoire ne manque pas sur ce point, de graves documents.

Exemples d'hérédité.

« Ne nous montre-t-elle pas l'ascétisme de la reine Blanche s'inoculant à tous ses enfants ? L'esprit de domination ou d'humeur impérieuse de Marguerite de Brabant, au traître Jean Sans-Peur ? Ne voyons-nous pas renaître, chez Charles le Téméraire, l'esprit de méfiance et le caractère soupçonneux de sa mère? L'hyprocrisie profonde et la duplicité mêlée de fausse religion et de dépravation de Cathe-

(1) M. de Lescure. *Les Mères illustres.*

rine de Médicis dans Charles IX, Henri III, l'esprit des grandes affaires, le cœur invincible aux grandes adversités de Jeanne d'Albret, dans Henri IV, et dans son petit-fils Louis XIV, la fierté de la reine Anne d'Autriche? Olympias, Cornélie, Livie, Faustine, Frédégonde, Charlotte de Savoie, la femme de Cromwell se répètent dans leurs fils. La mère des deux Chénier était une femme grecque, dont la beauté de l'esprit égalait celle du corps; comme la mère de Johnston, comme celle de Goethe, la mère de Buffon était douée d'une grande et rare intelligence. Buffon mettait de l'orgueil à le rappeler. Il avait pour principe, dit Hérault de Séchelles, qu'en général les enfants tenaient de leur mère les qualités intellectuelles et morales et, lorsqu'il l'avait développé dans la conversation, il en faisait sur le champ l'application à lui-même en faisant un éloge pompeux de sa mère qui avait, en effet, beaucoup d'esprit, des connaissances étendues, une tête très bien organisée et dont il aimait à parler souvent.

« Cette représentation du type maternel dans l'intelligence a été même, dans certaines langues, consacrée par les mots; telle est la langue allemande, dans laquelle le bon sens s'exprime par le mot *mutterwitz*, l'esprit maternel (1). »

(1) Docteur Lucas.

Les considérations que nous venons d'indiquer prouvent malheureusement que peu de femmes se montrent vraiment chrétiennes lorsqu'il s'agit de leurs espérances maternelles. Nous développerons, d'une façon précise, dans cette seconde partie, ce que nous disions dans la première (1).

Moment où l'âme est unie au corps.

Presque tous les théologiens s'accordent, avec les médecins, pour penser que l'âme vient habiter le *corps* au moment de la conception. C'est donc à partir de ce moment que commence la responsabilité de la mère, cette vie de surveillance morale incessante. Si le corps de l'enfant est en danger, elle ne doit penser qu'à sauver son âme, qui sera privée de la vue de Dieu si elle ne le fait pas baptiser. En effet, « le péché est entré dans le monde par un seul homme, et la mort par le péché. » Ce serait être anathème comme Calvin de dire que le baptême n'est pas nécessaire aux enfants nés de parents chrétiens. Le péché originel est *personnel*, et la personnalité de l'enfant, nous le répétons, commence à la conception. S'il meurt sans baptême, il n'est point condamné au feu de l'enfer. Le Pape Innocent III dit : « La peine du péché actuel, c'est le feu de l'enfer, mais celle du péché *originel* consiste en la privation de la

Influence du péché originel.

(1) Voir *Hygiène physique*, page 6.

vision intuitive de Dieu », de cette vision dont tous nous espérons la possession pour l'éternité. Si l'on approfondit ce que doit être cette privation, aucun sacrifice, aucun devoir religieux ne seront négligés pour rendre chrétiens tous les fruits d'un mariage chrétien...

Fausse couche.

Si, malgré toutes les précautions matérielles, un accident a lieu, la personne qui est appelée à secourir la jeune mère doit baptiser immédiatement le résultat de l'accident, quelque informe, quelque peu développé que soit cet embryon d'être humain. Dans ce cas, toute personne, clerc ou laïque, catholique ou hérétique, peut baptiser. Nous rappellerons ici ce que sont l'acte et la formule du baptême. On doit prendre de l'eau naturelle proprement dite (1) qui n'ait point été substantiellement altérée, la verser sur le corps et *dire en même temps* (2) : « Si tu es homme, je te baptise au nom du Père, du Fils et du Saint-Esprit. » Si l'on doute qu'il ait vie, on le baptisera conditionnellement. En résumé « on doit « baptiser, mais conditionnellement, tout ce « qui paraît être un fœtus, pourvu qu'il ne « soit pas dans un état de putréfaction, de

Formule du baptême.

(1) Le vin n'offre pas une matière compétente à ce sacrement.

(2) C'est la personne qui verse l'eau qui doit prononcer les paroles sacramentelles et non pas une autre personne. Mgr Gousset, *Théologie morale*.

« décomposition ou de désorganisation mani-« feste (1). »

Naissance difficile.

Si l'enfant est arrivé à terme, mais si son apparition est difficile, et que la *vie* soit compromise, il faut baptiser en faisant parvenir l'eau sur n'importe quel membre qui paraît, et dire en même temps : « Je te baptise au nom du Père, du Fils et du Saint-Esprit. »

Enfant en danger de mort.

Dans le cas où un enfant, immédiatement après sa naissance, donnerait des craintes pour sa vie, il faudrait aussi le baptiser comme dans le *dernier cas* et pour ce. prononcer les paroles sacramentelles en versant l'eau sur la tête de façon à *la mouiller* et non pas seulement les cheveux. Si l'enfant vit, on le portera à l'église dès qu'il pourra sortir. il y sera baptisé sous condition.

Naissance ordinaire : nécessité absolue du baptême.

Enfin, si l'on a le bonheur de posséder un enfant bien portant. il ne faut pas s'appuyer sur ses apparences de santé pour différer le baptême de plus de *cinq ou six jours*. Il y a *péché mortel* de différer le baptême sans raison légitime plus de quinze jours!... Hélas! combien de femmes, combien de parents chrétiens remettent l'administration de ce sacrement à des semaines, à des mois et cela pour le plus futile prétexte : nécessité d'un repas de famille, éloignement d'un parrain, rétablisse-

(1) Mgr Gousset.

ment complet de la mère... Et l'on met en balance la grâce du baptême; on compromet pour une bagatelle mondaine la vie spirituelle, l'éternité d'un enfant qui est cependant un don direct de Dieu!

Nous laissons aux savants hygiénistes et aux maîtres de la vie spirituelle, le soin de développer tout ce que nous n'avons fait qu'ébaucher dans ces quelques pages. Mais nous ne croirions pas avoir atteint complètement notre but, si nous ne conseillions à nos lectrices de veiller sur les femmes de leur maison, et de les initier à leurs devoirs maternels dont beaucoup d'entre elles peut-être négligent de s'instruire. S'il y a chez les femmes du monde légèreté et ignorance, il y a chez les femmes du peuple une apathie coupable et surtout un mépris pour les *débuts de la vie humaine* que l'on ne saurait trop combattre par le zèle religieux. Heureuse la mère de famille, heureuse la maîtresse de maison dont on pourra dire à la dernière heure: « Tu as agi virilement, ton « cœur s'est affermi parce que tu as aimé la « chasteté; voilà pourquoi la main du Sei- « gneur t'a fortifiée et pourquoi tu seras bénie « éternellement. (Jud., xv, 10.)

« Elle a veillé sur les siens et n'a pas « mangé son pain dans l'oisiveté. » (Proverbe XXXI.)

EXTRAITS DES LETTRES

DE SAINT FRANÇOIS DE SALES

Le grand maître de la vie spirituelle, saint François de Sales, a donné à quelques femmes de son temps de précieux conseils que nous avons extraits des lettres du saint docteur et que nous reproduisons ici.

.... J'ai appris que vous étiez grosse ; j'en ai béni Dieu qui veut accroître le nombre des siens par l'augmentation des vôtres. Les arbres portent les fruits pour les hommes ; mais les femmes portent leurs enfants pour Dieu : c'est pourquoi la fertilité est une de ses bénédictions. Faites votre profit de cette grossesse en deux façons : offrant votre fruit à Dieu cent fois le jour, comme saint Augustin témoigne que sa mère étant enceinte de lui, avait coutume de le faire. Puis dans les ennuis et afflictions qui vous arriveront et qui ont accoutumé de suivre la grossesse, bénissez Notre-Seigneur de ce que vous souffrez pour lui faire un serviteur ou une servante qui, moyennant sa grâce, le louera éternellement avec vous.

.... Un corps délicat étant appesanti par le fait d'une grossesse, débilité par le travail du port d'un enfant, incommodé de plusieurs douleurs, ne peut pas permettre que le cœur soit si vif, si actif, si prompt en ses opérations, mais tout cela ne préjudicie nullement aux actes de l'esprit de cette partie supérieure, autant agréables à Dieu comme ils sauraient être parmi toutes les gaietés du monde... Il ne faut pas être injuste ni exiger de nous que ce qui est en nous. Quand nous sommes incommodés de corps et de santé, il ne nous faut exiger de notre esprit que les actes de soumission et d'acceptation du travail et des saintes unions de notre volonté au bon plaisir de Dieu qui se forme en la cime de l'âme ; et, quant aux actions extérieures, il les faut ordonner, et faire au mieux que nous pouvons, et nous contenter de les faire, encore que ce soit à contre-cœur, languidement et pesamment... Nous avons à Annecy, un peintre capucin qui, comme vous pouvez penser, ne fait point d'image que pour Dieu et son Temple ; et, bien que travaillant, il ait une si grande attention que même cela occupe et lasse son esprit, si est-ce qu'il fait cet ouvrage de bon cœur pour la gloire qui en doit revenir à Notre-Seigneur, et l'espérance qu'il a que ces tableaux exciteront plusieurs fidèles à louer Dieu et à bénir sa bonté.

Or, ma chère fille, votre enfant qui se forme au milieu de vos entrailles sera une image vivante de la divine majesté ; mais cependant que votre âme, vos forces, votre vigueur naturelle est occupée à cette œuvre, il ne se peut qu'elle ne se lasse et fatigue, et vous ne pouvez pas en même temps faire vos exercices ordinaires si activement et gaiement; mais souffrez amoureusement ces lassitudes et pesanteurs, en considération de l'honneur que Dieu recevra de votre production; car c'est votre image qui sera colloquée au temple éternel de la céleste Jérusalem, et sera regardée éternellement avec plaisir, de Dieu, des anges et des hommes, et les saints en loueront Dieu et vous aussi quand vous l'y verrez.

.... Ne vous mettez nullement en peine de vous contraindre à aucune sorte d'exercice, que tout bellement : si vous vous lassez à genoux, asseyez-vous; si vous n'avez pas d'attention pour prier une demi-heure, priez un quart-d'heure ou demi-quart d'heure seulement.

Je vous prie de vous mettre en la présence de Dieu, et de souffrir vos douleurs devant Lui.

Ne vous retenez pas de plaindre : mais je voudrais que ce fût à Lui, avec un esprit filial, comme ferait entendre un enfant à sa mère, car, pourvu que ce soit amoureusement, il n'y a point de danger de se plaindre, ni de demander la guérison, ni de changer de place.

ni de se faire soulager. Faites seulement cela avec amour et résignation entre les bras de la bonne volonté de Dieu.

Ne vous mettez point en peine de ne faire pas bien les actes de vertu ; car comme, je vous ai dit, ils ne laissent pas d'être très bons, encore qu'ils soient faits langoureusement, pesamment et quasi forcément.

Vous ne sauriez donner à Dieu que ce que vous avez, et en cette raison d'affliction vous n'avez pas d'autres actions.

Ne vous tourmentez pas à beaucoup faire; mais disposez-vous à souffrir ce que vous souffrirez avec amour. Dieu vous sera propice, Madame, et vous fera la grâce de traiter de cette vie plus retirée dont vous me parlez. Ou languissant, ou vivant, ou mourant, nous sommes à Dieu (1), et rien ne nous séparera de ce saint amour, moyennant sa grâce.

.... Mais que me dit-on? on me dit, qu'étant grosse vous jeûnez, et frustrez votre fruit de l'aliment qui est requis à sa mère, pour lui donner celui qui lui est dû. Ne le faites plus, je vous supplie ; et vous humiliant sous l'avis de vos docteurs, nourrissez sans scrupule votre corps, en considération de celui que vous portez : vous ne manquerez

(1) Rom., ch. XIV, v. 8.

point de mortifications pour le cœur, qui est le seul holocauste que Dieu désire de vous.

Puisque votre grossesse vous incommode beaucoup à faire l'oraison mentale, longue et ordinaire ; faites-la courte et vive : réparez ce défaut par de fréquents élancements de votre cœur en Dieu ; lisez souvent et peu à la fois quelque livre bien spirituel ; faites de bonnes pensées en vous promenant ; priez peu et souvent ; offrez vos langueurs et lassitudes à Notre-Seigneur crucifié ; et quand vous serez délivrée, reprenez tout bellement votre train, et assujettissez-vous à suivre les matières de quelque livre propre à cela, afin que venant l'heure de l'oraison, vous ne demeuriez pas éperdue comme celui qui, à l'heure du dîner, n'a rien de prêt. Que si quelquefois le livre vous manque, faites votre oraison dessus quelque mystère fertile, comme sont ceux de la mort et Passion, le premier qui se présentera à votre esprit.

ORAISON D'UNE FEMME ENCEINTE

PAR SAINT FRANÇOIS DE SALES.

O Dieu éternel, père d'une infinie bonté, qui avez ordonné le mariage pour multiplier les hommes ici-bas, repeupler la céleste cité là-haut et avez principalement destiné notre sexe à cet office, voulant même que notre fécondité fût une des marques de votre bénédiction sur nous; hé! me voici prosternée devant la face de votre majesté que j'adore, vous rendant grâce de la conception de l'enfant auquel il vous a plu de donner être dedans mon corps. Mais Seigneur, puisque ainsi il vous a semblé bon, tendez les bras de votre providence jusqu'à la perfection de l'œuvre que vous avez commencée; favorisez ma grossesse de votre perfection, et portez avec moi, par votre continuelle assistance, la créature que vous avez produite en moi jusqu'à l'heure de sa sortie au monde, et alors, ô Dieu de ma vie, soyez-moi secourable, et de votre sainte main, supportez ma faiblesse et recevez mon fruit, le recevant jusqu'à ce que, comme il est Vôtre par création, il le soit aussi par rédemption lorsqu'étant reçu au baptême, il sera mis dans le sein de l'Eglise votre épouse. O sauveur de mon âme, qui avez si souvent pris entre vos bras les petits enfants, recevez encore celui-ci, et l'adoptez en votre sacrée filiation, afin que vous ayant et invoquant pour père, votre nom soit sanctifié en lui et que votre royaume lui advienne ! Ainsi, ô Rédempteur du monde! je vous le dédie et consacre de tout mon cœur à l'obéissance de vos commandements, à l'amour de votre service et au service de votre amour. Et d'autant que votre juste courroux rendit la première mère des humains avec toute sa pécheresse postérité sujette à beaucoup de peines et de douleurs en enfantement, ô Seigneur ! j'accepte tous les travaux qu'il vous plaira permettre m'arriver pour cette occasion, vous suppliant seulement, par le sacré et joyeux enfantement de votre sainte Mère, de m'être propice à l'heure du moment douloureux, de moi, pauvre et vile pécheresse, me bénissant avec l'enfant qu'il vous plaira me donner de la bénédiction de votre amour éternel qu'avec une parfaite confiance en votre bonté, je vous demande humblement.

Et vous, Vierge mère très sainte, qui êtes l'unique honneur des femmes, recevez en votre protection et dans le giron maternel de votre incomparable suavité, mes désirs et supplications, afin qu'il plaise à la miséricorde de votre Fils de les exaucer. Je vous le requiers, ô la plus aimable de toutes les créatures, tout en conjurant par l'amour virginal que vous portâtes à votre cher époux, saint Joseph, par l'infini mérite de la naissance de votre Fils, par les très saintes entrailles qui l'ont porté et par les mamelles sacrées qui l'ont allaité !... O saints anges de Dieu ! députés à ma garde et à celle de l'enfant que je porte, défendez-nous, gouvernez-nous, afin que, par votre assistance nous puissions enfin parvenir à la gloire de laquelle vous jouissez, pour, avec vous, louer et bénir notre commun Seigneur et Maître, qui vit et règne dans les siècles des siècles. Amen.

Edition Migne. — *Des œuvres complètes de saint François de Sales.*

Voici les livres qu'une jeune mère peut consulter avec grand profit. Nous mettons en première ligne le traité si parfait à tous les points de vue que M. Nadault de Buffon a publié :

Éducation de la première enfance, par M. NADAULT DE BUFFON.

L'Art d'élever les enfants, par le Dr BROCHARD. — Chez tous les libraires, 25 centimes.

LES OUVRAGES DU DOCTEUR FONSAGRIVES

Hygiène des garçons. — 1 volume.

Hygiène des filles. — 1 volume.

Paris. — Imp. de l'Œuvre de Saint-Paul, L. PHILIPONA, 51, rue de Lille. — 2457

B BLIOTHEQUE NATIONALE DE FRANCE
3 7531 01150810 9

www.ingramcontent.com/pod-product-compliance
Ingram Content Group UK Ltd.
Pitfield, Milton Keynes, MK11 3LW, UK
UKHW012302240726
13966UKWH00004B/1574

9 782011 903136